AF395409

Dieta Yoga

12 Ejercicios Fáciles para Apoyar el Éxito de Cualquier Dieta

Yoga para Todos # 3

Anand Gupta

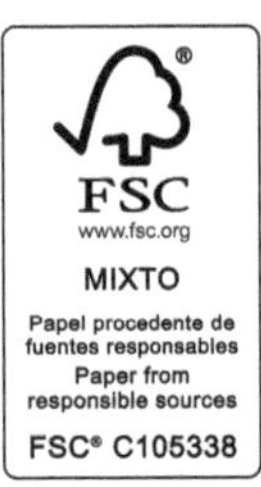

FSC
www.fsc.org
MIXTO
Papel procedente de
fuentes responsables
Paper from
responsible sources
FSC® C105338

© Anand Gupta, 2020 – 2nd Edition

Impreso y editado por Books on Demand GmbH
info@bod.com.es - www.bod.com.es
Impreso en Alemania – Printed in Germany

ISBN: 978-8-4132-6768-5

Información General

Este documento y todo su contenido está protegido por la ley de derechos de autor. Todos los derechos reservados. La reimpresión o reproducción (o parte del mismo) en cualquier forma (impresión, fotocopias u otros métodos), así como el almacenamiento, proceso, duplicación y distribución por medios electrónicos en cualquier tipo de sistema, del documento completo o parte del mismo, sin autorización por escrito del autor está prohibida. Todos los derechos de la traducción están reservados.

El uso de este libro y la implementación de la información aquí presentada se hace bajo la responsabilidad del lector. El autor y quien lo publica están exentos de cualquier tipo de responsabilidad en caso de que se presenten accidentes o daños de cualquier tipo que se presenten por consejos incluidos en este libro.

Inhaltsverzeichnis

Introducción

Tener una dieta balanceada y hacer ejercicio con regularidad son dos pasos esenciales para un estilo de vida saludable. Para que un plan de dieta de los mejores resultados, siempre debe ser complementado con un programa de ejercicios estricto.

Hoy en día, probamos diferentes tipos de planes de dieta para alcanzar nuestro peso ideal y mantenernos en buena forma. Un enfoque dietético que ha fascinado a muchas personas en todo el mundo en los últimos años es la dieta yoga o dieta yoguica. Una dieta yoga no sólo ayuda a las personas a alcanzar su peso ideal, y también les ayuda a lograr el equilibrio espiritual y emocional. Los expertos dicen que las personas que siguen esta dieta realmente redescubren su relación con la comida. Este libro te pondrá al día con la dieta y los ejercicios de yoga que la complementan.

Capítulo 1:
Los principios de la Dieta Yoga

Hay ciertos principios que hay que acatar cuando se sigue una dieta yoga. Si se mantienen todas estas normas, puedes esperar deshacerte de todos los problemas físicos y emocionales que has estado sufriendo desde hace años. Sigue leyendo para saber acerca de los principios.

Una dieta de yoga debe ser sáttvica

La filosofía ayurvédica y yóguica habla sobre las tres gunas principales o cualidades, Raja, Tama, y Sattva. Según los expertos de yoga, todo en este planeta incluyendo los alimentos tienen estas tres cualidades, pero en diferentes proporciones. Una calidad siempre sigue siendo dominante.

Dependiendo de su calidad dominante, los alimentos se pueden clasificar en tres tipos, a alimentos rajásicos, tamásicos y alimentos sáttvicos.

Alimentos rajásicos: son conocidos por estimular nuestro cuerpo y mente. El consumo de alimentos rajásicos puede causar irritabilidad y agresividad. Una dieta yoga no debe incluir estos alimentos, ya que a menudo se obtienen dañando a otro organismo. Ejemplos de alimentos rajásicos incluyen alimentos excesivamente picantes, bebidas gaseosas, bebidas energéticas, chocolates, bebidas con cafeína, alimentos salados, etc.

Alimentos tamásicos: Los alimentos con propiedades sedativas se clasifican como alimentos tamásicos. Expertos en yoga consideran que son perjudiciales. De acuerdo con esos expertos, los alimentos tamásicos pueden dar lugar a entumecimiento físico y torpeza mental. Ejemplos de alimentos tamásicos incluyen queso azul, opio, berenjena, puerro, ajo, cebolla, carne, pescado, cebollino, cebolleta, bebidas alcohólicas, etc.

Alimentos sáttvicos: Los alimentos que promueven la buena salud y la claridad de la mente se clasifican como alimentos sáttvicos. Estos alimentos por lo general se pueden obtener sin hacer daño a cualquier otro organismo y deben ser consumidos con regularidad. Ejemplos de alimentos sáttvicos incluyen agua, leguminosas, frutos secos, frutas, vegetales, granos de cereal, miel cruda, infusiones, leche fresca (leche des-homogeneizada y pasteurizada) y derivados lácteos frescos, como el yogur, la crema, la mantequilla, la manteca (mantequilla clarificada) y el requesón.

Las personas que comen carne se abstienen a sí mismos de seguir una dieta vegetariana asumiendo que esto conducirá a una deficiencia de proteínas. El hecho es que las personas que comen carne en verdad comen proteínas de muy mala calidad. Las proteínas que consumen están muriendo o están muertas. Las proteínas de origen animal contienen un alto nivel de toxinas y ácido úrico, mucho más de lo que nuestro hígado puede descomponer. Algunas de esas toxinas y el ácido úrico son eliminados con eficacia, pero una gran parte queda depositada en nuestros tejidos y articulaciones causando problemas de salud debilitantes como cáncer y artritis. Además, como resultado de jugar el papel de un agente irritante en nuestro torrente sanguíneo, el ácido úrico hace que el proceso de alcanzar un estado claro y meditativo sea extremadamente difícil para nosotros.

La carne también es conocida por ser una de las principales portadoras ricas de colesterol, un agente conocido por contribuir a la senilidad y enfermedades cardiacas. El consumo regular de carne también debilita nuestro sistema digestivo. La carne toma hasta tres días para pasar a través de nuestro tracto digestivo. Para permanecer en buen estado de salud, las mujeres deben digerir los alimentos dentro de 18 horas y los hombres deben hacerlo dentro de 24 horas.

Podemos tener una dieta alta en proteínas, incluso sin comer carne. Los productos lácteos, los frutos secos, las legumbres y las verduras también son fuentes ricas en proteínas. El residuo principal de estas proteínas es la celulosa, que a diferencia del ácido úrico y otras toxinas presentes en la carne, no contaminan nuestro sistema. La celulosa puede ser fácilmente digerida y nuestro cuerpo puede utilizarla de forma rápida y eficaz.

Una dieta yoga no debe tener estimulantes y químicos

Cuando sigues una dieta yoga, debes tratar de consumir alimentos cultivados orgánicamente. Además, mantenerte alejado de los estimulantes como el alcohol, edulcorantes artificiales, el tabaco y la cafeína también es importante. Aparte de dañar nuestro cuerpo, estos elementos también alteran nuestra mente y arruinan nuestra capacidad de concentración.

Cuando haces una dieta yoga, debes mantenerte alejado de los alimentos envasados y congelados. También evita las sobras y comidas preparadas varias horas atrás. Cada una de tus comidas debe ser fresca.

Cuando haces una dieta yoga, debes hacer ejercicios con regularidad, dormir a tiempo y comer a intervalos regulares. Para obtener los mejores resultados, debes evitar comer dos horas antes de practicar los asanas (ejercicios). Además, termina tu cena al menos un par de horas antes de irte a la cama. Esto asegurará un buen sueño.

Aprende a ayunar

Es cierto que nunca podrás lograr un peso corporal ideal o mejorar tu salud general ayunando. No obstante, ayunar de vez en cuando es bueno para nuestra salud. Al seguir una dieta yoga, puedes elegir un día en particular cada semana para ayunar. En función de tu capacidad y deseo, puedes evitar comer o beber cualquier cosa o puedes tomar jugos de fruta y agua durante el ayuno. El objetivo principal del ayuno es purificar el sistema.

Practica el pacifismo

Puedes practicar el pacifismo, incluso cuando eliges los alimentos. Elige alimentos que no han sido producidos dañando a otras personas o animales. Los productos que elijas tampoco deben causar ningún daño al medio ambiente. Puedes reemplazar los alimentos cultivados tradicionalmente con alimentos orgánicos. Los alimentos orgánicos no implican el uso de pesticidas, herbicidas o cualquier otra sustancia química nociva. Entonces, al optar por los alimentos orgánicos, indirectamente contribuirás al bienestar de nuestro medio ambiente.

Capítulo 2: Ejercicios Yoga para apoyar el éxito de cualquier dieta

Pose de Media luna o Ardha Chandrasana

Ardhachandrasana debe ser realizado por cada persona que busca tonificar sus muslos interiores y superiores y nalgas. También puedes deshacerte de esos feos pliegues haciendo este asana con regularidad. Este fortalecerá tu corazón y promoverá la pérdida de peso.

¿Cómo hacerlo?

- Párate con los pies unidos. Los lados de tus talones y dedos de los pies deben estar juntos.

- Levanta lentamente las dos manos por encima de la cabeza. Una vez hecho esto, junta las palmas de las manos.

- Ahora, tendrás que estirar las manos lo más que puedas. Intenta tocar el techo. Esto te ayudará a obtener un mayor estiramiento.

- Exhala y empieza a doblar lateralmente hacia tu derecha. Dobla las caderas, manteniendo las manos unidas. Nunca debes inclinarte hacia adelante al realizar este asana. Del mismo modo, mantén los codos rectos. Si sigues estas reglas, sentirás un estiramiento importante en toda la zona comprendida entre los muslos y la punta de los dedos.

- Mantén la posición durante 10 segundos, inhala lentamente y vuelve a tu posición original. Repite los mismos pasos a la izquierda.

Esta posición de yoga va a estirar tu espalda y fortalecer tu abdomen, glúteos y muslos. Debes realizar este asana cada día si quieres alcanzar tu peso ideal.

¿Cómo hacerlo?

- Párate manteniendo los pies unidos. Tus manos deben estar al lado de los muslos.
- Lentamente extiende la pierna derecha al frente. La pierna izquierda debe permanecer extendida hacia atrás.
- Ahora tendrás que echarte hacia adelante. Para ello, dobla la rodilla derecha suavemente.
- Entonces, gira el torso de forma tal que quede de frente a la pierna doblada.

- Gira el pie izquierdo unos 40 a 60 grados. Esto le proporcionará apoyo adicional a tu cuerpo.

- A continuación, exhala y poco a poco endereza los dos brazos. Mientras permaneces en esta posición, tendrás que levantar la parte superior del cuerpo hacia arriba y lo más lejos que puedas de la rodilla doblada.

- Estira los brazos aún más y suavemente inclina el torso hacia atrás. Si completas todos los pasos a la perfección, la espalda estará formando un arco.

- Has terminado y ahora tendrás que prepararte para salir de la pose. Exhala de nuevo y endereza la rodilla derecha. Ahora, cuidadosamente aparta la pierna derecha para volver a la posición inicial. De ser necesario, puedes usar una o ambas manos para apoyarte. A medida que comiences a realizar el veerbhadrasana con regularidad, serás capaz de completar la pose sin ningún tipo de apoyo.

- Nunca te apures al realizar veerbhadrasana. Si lo haces, podrías terminar lastimándote las piernas o la espalda.
- Repite el asana con tu pierna izquierda.

Pose de árbol o Vrikshasana

A menudo, cuando tratamos de perder peso terminamos perdiendo músculo en nuestro abdomen. Hacer Vrikshasana regularmente asegurará de que tenemos los músculos del abdomen perfectamente tonificados. Esta pose de yoga te ayudará incluso si ya has perdido los músculos del abdomen. Vrikshasana también tonifica los músculos de los brazos y los muslos.

¿Cómo hacerlo?

- Párate con los pies unidos.
- Esta pose yoga requerirá que pongas la mayor parte de tu peso corporal en cualquiera de tus piernas. Debes comenzar con la pierna derecha. Pon tanto peso corporal como sea posible en la pierna derecha.
- Levanta la pierna izquierda es decir, la pierna con el peso corporal restante.
- Debes levantar la pierna de una manera para que el pie se mantenga frente a la rodilla de la pierna derecha. Inicialmente, puede que necesites sujetar el tobillo para levantar la pierna con facilidad.
- Tu talón izquierdo ahora debe colocarse en la parte interna del muslo de la pierna derecha. Colócalo lo más cerca posible de la pelvis.

- Una vez que logres un equilibrio perfecto, levanta lentamente las manos. No te detengas hasta que alcances tu cabeza y logres un estiramiento completo. Tus dedos deben señalar hacia el cielo (o hacia el techo si está practicando yoga en una habitación).

- Tu enfoque principal debe ser mantener el equilibrio.

- Respira despacio y sigue mirando a un solo punto. Esto hará que mantener la posición sea mucho más fácil para ti. Una interrupción en tu concentración podría dar lugar a una caída dolorosa.

- Al realizar este asana, nunca debes tratar de aguantarte de una pared o una silla. Hacer tales cosas reducirá los buenos efectos del asana.

Realiza el badhakonasana para librarte del exceso de grasa almacenada en el interior de tus muslos. Practicar esta pose de yoga con regularidad también te ayudará a fortalecer los músculos de la ingle, la espalda baja, las rodillas y la columna. Además, este asana es conocido por mejorar la digestión y aliviar las molestias menstruales.

¿Cómo hacerlo?

- Necesitas una colchoneta de yoga para realizar este ejercicio. Extiende la colchoneta y siéntate en ella con las piernas estiradas. Mantén las piernas unidas y la columna vertebral recta.
- A continuación, dobla lentamente las piernas en la parte de las rodillas. Haz esto de tal manera para que las

plantas de tus pies queden una frente a la otra.

- Ahora, usa tus manos para separar las piernas. Hacer esto debería permitir a los talones entrar en contacto entre sí. Lleva los talones tan cerca de la pelvis como te sea posible. Esto es importante ya que los expertos en yoga dicen que cuánto más cerca están las piernas a la pelvis, más serán los beneficios de realizar este asana.

- Sujeta tus tobillos y empieza a mover las piernas hacia los lados. Esta acción coincidirá con la acción del vuelo de un pájaro o una mariposa. Continúa hasta que tus piernas comiencen a sentirse cansadas. Nunca debes presurizar para aumentar el espacio de tiempo del ejercicio. Sólo realízalo con regularidad y verás cómo tu flexibilidad mejora con el tiempo.

Haz el Kumbhakasana si estás buscando tonificar tu espalda, hombros, brazos, muslos, abdomen y glúteos. En otras palabras, este ejercicio te ayudará a tonificar casi todas las partes problemáticas de tu cuerpo.

¿Cómo hacerlo?

- Acuéstate en la colchoneta de yoga boca abajo.
- Coloca las palmas de las manos adyacentes a la cara. Dobla los pies de una manera para que los dedos de los pies parezcan estar empujando el suelo.
- A continuación, aparta las manos y levanta los glúteos.
- Ambas piernas deben mantenerse planas (tanto como sea posible). No

obstante, asegúrate de que tu cuello está relajado. Esta posición se conoce como adho mukha savasana o posición de perro inclinado.

- Después de lograr la posición antes mencionada, aspira profundamente y baja el torso lentamente. Los brazos deben formar un ángulo de 90 grados con el suelo. Tu pecho y hombros, por otra parte, deben permanecer exactamente sobre los brazos. No dejes que tus dedos se salgan. Mantenlos lo más cerca posible uno del otro. Estando en esta posición, sentirás un estiramiento en los músculos del estómago. Debes permanecer en esta posición al menos durante 5 segundos. Cuanto más tiempo seas capaz de mantener esta postura, mejor serán los resultados.

- Para salir de la pose, comienza exhalando. Luego, baja lentamente el cuerpo (de la misma manera que al hacer flexiones). Kumbhakasana idealmente debería terminar mediante la realización de Bhujangasana.

Las personas con sobrepeso a menudo tienen malas posturas. Halasana les ayudará a corregir sus posturas. Esta característica hace que el Halasana sea una gran postura de yoga, incluso para las personas que necesitan sentarse durante largos periodos de tiempo. Es porque estas personas también tienden a tener malas posturas. Realizar la pose del arado con regularidad tonificará los músculos de los glúteos y hará que tus muslos y hombros sean más fuertes. Este ejercicio, según los expertos, funciona estimulando el funcionamiento de nuestras glándulas paratiroides, glándulas tiroides, órganos abdominales y pulmones. Como resultado, ayuda a mejorar la digestión, a controlar los niveles hormonales y la corrección de las funciones cerebrales.

¿Cómo hacerlo?

* Acuéstate sobre la colchoneta de yoga boca arriba. Tus pies deben mantenerse planos sobre el suelo.
* Mantén las manos al lado de tu cintura. Dobla las rodillas lentamente. Tus pies deben mantenerse planos.
* Ahora, levanta suavemente las piernas desde las caderas. Mientras haces esto debes utilizar tus manos para apoyar tus caderas. Colócalas (las manos) en las caderas y recibirás el apoyo necesario.
* Luego, dobla las piernas lentamente hacia tus caderas. Intenta tocar el área en la parte posterior de tu cabeza con los dedos de los pies. Mantén las manos estiradas en el suelo.
* Al subir, exhala.

- Para volver a la posición original, baja lentamente la espalda sobre el suelo. Toma una respiración profunda (inhala) al bajar. Nunca cometas el error de bajar de repente. Si lo haces podrías terminar perjudicándote a ti mismo.

Capítulo 3:
Ejercicios de yoga para calmar tu mente, cuerpo y alma

Pose de bebé feliz o Ananda Balasana

Debes realizar este asana con regularidad si estás buscando abrir las articulaciones de la cadera. También es un gran ejercicio para liberar el estrés de la espalda baja y estirar los tendones de la corva. Este asana funciona como un calmante para el estrés y calma la mente y el cuerpo de manera eficaz. Para evitar lesiones y disfrutar de los máximos beneficios de la realización de este asana, debes mantener tu columna erguida durante todo el proceso.

¿Cómo hacerlo?

- Para realizar este ejercicio, tendrás que acostarte en posición supina (con la espalda sobre la colchoneta de yoga).
- Dobla las piernas desde las rodillas y llévalas hacia el pecho. Abre las rodillas y luego muévelas hacia abajo en dirección a las axilas.
- Los tobillos deben permanecer apilados sobre las rodillas. Sujeta con suavidad la parte externa de los pies con las manos.
- A continuación, empuja lentamente ambos pies hacia el suelo. Esto hará que sientas un estiramiento relajante.
- No dejes de respirar mientras haces todo esto.
- Debes centrarte en llevar la espalda hacia el suelo. Haz esto de forma que toda la columna logre descansar sobre la colchoneta.

- Permanece en esta posición durante un minuto. Al principio puedes tener problemas para mantener la posición durante tanto tiempo. Así pues, puedes comenzar permaneciendo en la posición durante 15 segundos y luego aumentar gradualmente la duración.
- Sigue tomando respiraciones profundas a intervalos regulares. Puedes repetirlo si lo deseas.

Pose de fuente de la juventud o Viparita Karani

Esta pose es capaz de calmar tu sistema nervioso, aliviando la tensión muscular, el estrés y la fatiga. Es más, esta actitud reparadora y relajante también posee la capacidad de reducir el dolor de la espalda baja. Los gurús del yoga a menudo piden a los pacientes con diagnóstico de hipertensión que realicen viparita karani. Esto es porque realizar la pose con regularidad puede ayudar a bajar la presión arterial.

¿Cómo hacerlo?

- Al realizar este asana, tendrás que mover la colchoneta de yoga a cualquier pared de tu habitación. Idealmente, la pared debe ser amplia, ya que hará que te sientas cómodo al realizar viparita karani.
- Siéntate en la colchoneta mirando a tu lado izquierdo. Tu cadera derecha debe quedar frente a la pared.
- Gira tu cuerpo alrededor y acuéstate lentamente.
- Empieza a subir las piernas a lo largo de la pared.

- Los glúteos deben estar en una posición de reposo. Si es posible, deben estar en contacto con la pared.

- Los talones y los pies deben estar unidos. Los pies deben estar flexionados hacia atrás, mientras que las piernas deben estar activas.

- Coloca los brazos a los lados y las palmas hacia el techo (si lo deseas, también puedes colocar las manos en tu abdomen).

- Afloja el hombro hacia abajo, mientras inclinas la barbilla hacia el pecho. Esto alargará tu columna.

- Mantén los ojos cerrados. Si es necesario, también puedes colocar una almohada sobre ellos.

- Tu atención debe centrarse en tu respiración. Sigue inhalando profundamente y exhala de manera saludable.

- Debes permanecer en esta posición durante 5 minutos. Si aún eres un principiante, sería aconsejable comenzar con 1 minuto y luego aumentar gradualmente.

- Para salir de la posición, dobla las rodillas hacia abajo en dirección al pecho y gira suavemente a la derecha. Tu brazo izquierdo te ayudará a lograr una posición sentada.

Pose el señor del baile o Natarajasana

Este asana es un gran ejercicio para las personas que buscan estirar su ingle, abdomen y muslos. Además, realizar este natarajasana también te permitirá trabajar en los músculos de tus piernas, pecho y hombros. De acuerdo con los gurús del yoga, este asana en particular funciona en la mayor parte de nuestro cuerpo y ayuda a mejorar el equilibrio y la postura del cuerpo. La pose del señor del baile a menudo se les recomienda a las personas que buscan mejorar su concentración.

Si vas a realizar esta pose de yoga por primera vez, asegúrate de mantener el tobillo elevado flexible. Si fallas al hacerlo, es posible que sufras de calambres en los músculos del muslo.

- Entrar en la pose del árbol (la pose del árbol ya se ha explicado anteriormente). Inhala y transfiere la mayor parte de tu peso corporal a tu pie izquierdo. Ahora, levanta el talón derecho en dirección a tus glúteos. Ejerce una presión adicional en tu pierna izquierda, cadera, rodilla y muslo. Esto mantendrá ambas piernas perfectamente equilibradas.
- Ahora sujeta tu tobillo derecho con la mano derecha (para hacer esto, tienes que estirar tu cuerpo un poco). Levanta la zona púbica y la cadera para evitar tensión adicional.

- Tira de la pierna derecha aún más utilizando la mano derecha y extiende la otra mano al frente.
- Mantén la posición durante 20 a 30 recuentos. Eso es. Ahora, vuelve a la posición original lentamente.
- Repite todos estos pasos en el otro lado.

Gomukhasana estirará tus tobillos, pecho, muslos, caderas, tríceps, hombros, axilas interiores, deltoideo anterior y dorsales. Funciona induciendo la relajación y la liberación de la tensión. También se sabe que estimula los riñones. Los gurús del yoga a menudo recomiendan este asana a personas que sufren de enfermedades como la hipertensión, la diabetes y los trastornos sexuales. También puedes aliviar el dolor de espalda, el reumatismo y la ciática haciendo este asana con regularidad. La práctica regular de ejercicio ayuda a tonificar los órganos reproductivos y la pelvis.

¿Cómo hacerlo?

- Siéntate en la colchoneta de yoga con las piernas extendidas.
- Dobla la pierna izquierda desde las rodillas y usa tus manos para colocarla justo debajo de la nalga derecha.
- Ahora, dobla la pierna derecha para colocarla exactamente sobre tu muslo izquierdo.
- Cuando estás en esta posición, la rodilla derecha debe estar muy cerca de tu rodilla izquierda. Por supuesto, una debe estar por encima de la otra.
- Mantén la posición durante 20 - 25 segundos y repite lo mismo del otro lado.

El asana Upavishta Kona estira los músculos de la corva, así como los músculos aductores de nuestra ingle. Funciona fortaleciendo los músculos que apoyan nuestra médula espinal y promueve la activación de los músculos del corazón. Las antiguas teorías del yoga sugieren que la realización de este ejercicio mejora la circulación sanguínea en la región pélvica manteniendo la salud de los órganos reproductivos y pélvicos. La pose también es conocida por mejorar la digestión y el metabolismo.

El asana Upavishta Kona es capaz de atraer nuestra atención hacia adentro. Esto deja un efecto calmante y obtenemos alivio de la fatiga, la depresión leve y la ansiedad. Esta asana se utiliza a menudo para el tratamiento de la ciática y la artritis.

¿Cómo hacerlo?

- Siéntate con las piernas estiradas.
- Abre las piernas lentamente. Síguelas abriendo hasta que crees un ángulo de 90 grados con las caderas. Al hacer esto, inclínate ligeramente hacia atrás.
- Coloca la mano en tu frente y colócalas en el suelo. Inhala profundamente y endereza tu columna. Ahora, exhala y empieza a gatear hacia adelante usando las manos.
- Continúa gateando hasta que empiece a sentirse incómodo. Tu columna vertebral estirada debería permitirte cubrir una distancia impresionante.
- Relaja la cabeza y colócala sobre un bloque. Inhala tres veces y

lentamente regresa a la posición sentada.

Uttanasana o posición con pie inclinado hacia adelante

Estar de pie inclinado hacia delante es un ejercicio increíble para las personas que buscan calmar su sistema nervioso. Estar en esta postura nos ayuda a liberar el estrés y la ansiedad de la parte superior del cuerpo. Puedes realizar esto como un asana aparte o puedes practicarlo entre poses para lograr la relajación.

¿Cómo hacerlo?

- Párate con los pies unidos. Ahora, dobla ligeramente las rodillas y dobla el torso sobre las piernas. Debes hacer esto moviéndote desde las caderas y no de tu espalda baja.

- Las manos deben colocarse justo al lado de los pies. Si lo deseas, también puedes colocarlas en el suelo delante de ti.

- Toma una respiración profunda y expande el pecho para estirar la columna. Mantente mirando hacia adelante.

- Exhala y estira las piernas. Levanta tus rodillas y lentamente mueve en círculos el interior del muslo hacia atrás. Las rodillas deben estar rectas, pero sin excederte.

- Exhala nuevamente y extiende el torso hacia abajo. No redondees la espalda mientras haces esto. Permanece en esta posición durante 15 segundos, relájate y lentamente vuelve a la posición original.

Conclusión

Seguir una dieta yoga estrictamente y realizar estos 12 asanas regularmente te harán más saludable que nunca. No sólo tendrás un cuerpo perfecto, sino que también te convertirás en el orgulloso propietario de una mente clara y alma pura.

Para mantenerte energizado, no olvides hacer la pose del cadáver o Savasana después de cada 15 minutos de practicar yoga. Nada puede proporcionarte una relajación más intensa que savasana. Para realizar esta pose, tendrás que acostarte sobre la colchoneta de yoga boca arriba. Manteniendo los brazos a los lados, cierra los ojos y concéntrate en tu respiración. Haz esto por 5 minutos cuando practicas entre las poses y durante 10 minutos después que tu práctica de yoga ha terminado.